Von den Krankheiten der Ungeborenen und der Vorsorge für das Leben und die Gesundheit des Menschen vor der Geburt.

Von

Dr. C. W. Hufeland,

Königl. Preufs. Staatsrath etc.

Aus dem Journ. der pr. Heilk. besonders abgedruckt.

Berlin, 1827.

Gedruckt und verlegt

bei G. Reimer.

Von den Krankheiten der Ungeborenen und der Vorsorge für das Leben und die Gesundheit des Menschen vor der Geburt.

Wir sehen Kinder im Mutterleibe sterben, durch äufsere Einwirkungen, die sie durch den Körper der Mutter erhalten. Wir sehen sie krank werden, und die Krankheiten selbst bei der Geburt mit zur Welt bringen. Ja wir sehen bestimmte äufsere Ursachen, die während der Schwangerschaft auf sie wirkten, bestimmte nachtheilige Wirkungen hervorbringen. — Warum sollten nun nicht eben so gut heilsame, Gesundheit und Leben fördernde, Einwirkungen in dieser Zeit auf sie gemacht werden können?

Jedermann wird wohl mit mir übereinstimmen, dafs es für den Arzt sehr unschicklich seyn würde, das Leben eines menschlichen Wesens erst, wie die Kirchenbücher, von dem Zeitpunkt an zu datiren, wo es das Licht der Welt erblickt; sondern, dafs es für den Arzt schon mit dem ersten unsichtbaren Anfang seiner Erzeugung da ist, lebt, und Ansprüche an seine Aufmerksamkeit und Vorsorge macht. — Warum wenden wir aber diese ihm nicht früher zu, sondern gewöhnlich erst dann, wenn es ein sichtbares und hörbares Mitglied der menschlichen Gesellschaft geworden ist?

Ja, ich trage kein Bedenken zu behaupten, dafs diese vorgeburtliche Behandlung noch wichtiger ist als die nachherige, in sofern hier noch das *Werden*, die ganze künftige Anlage und Organisatien, des Menschen bestimmt, verschlechtert oder verbessert werden kann.

Diese und ähnliche Gedanken beschäftigten schon lange meine Seele und leiteten mein Handeln, und ich mache hiermit einen Versuch, sowohl das darüber Gedachte als Beobachtete dem Publikum vorzulegen, zufrieden, wenn es mir gelingt, dadurch die Aufmerksamkeit der Aerzte auf diesen Gegenstand zu leiten.

Der Gang der Untersuchung soll folgender seyn: Zuerst die Mittel und Wege, wodurch auf das Kind im Mutterleibe gewirkt werden kann; dann die Gefahren und Krankheiten, denen es während dieses Aufenthalts unterworfen ist; und endlich die Hülfen und Verbesserungen, die es in unserer Macht steht, ihm während dieser Zeit zukommen zu lassen.

I.

Wege der Einwirkung auf die Frucht.

Das erste und wichtigste ist unstreitig die Untersuchung, *durch welche Mittel und Wege kann auf die Frucht im Mutterleibe eingewirkt werden*, sowohl schädlich und Krankheiterregend, als vortheilhaft und heilbringend, welches auf eines hinausläuft, da in der Medizin dasselbe, was schadet und krank macht, auch unter andern Verhältnissen und Anwendungsarten wieder Heilmittel werden, und zur medizinischen Behandlung benutzt werden kann. — Es erhellt von selbst, dafs sich hieraus zugleich die *Pathogenie* und die *Materia medica des Fötus* ergeben würde.

Hierzu aber gehört vor allem ein richtiger Begriff von der *Verbindung der Frucht mit der Mutter und durch sie mit der Aufsenwelt*, *und von dem Verhältnifs beider zu einander.*

Grofs ist die Weisheit der Natur, mit welcher sie ihr heiligstes Kleinod, den Keim des werdenden Menschen, geschützt, und vor Gefahren und nachtheiligen Einwirkungen, sowohl von aufsen als selbst von der es in sich schliefsenden Mutter, gesichert, und es gleichsam isolirt hat.

Es schwimmt in Wasser. — Schon dadurch ist, theils die freie Entwickelung gegeben, theils die Fortpflanzung mechanischer Erschütterungen und Gewalten gebrochen und es dafür geschützt. — Seine Verbindung mit seiner Mutter ist ferner durchaus nur mittelbar, nicht unmittelbar, weder ein unmittelbarer Uebergang von Nerven noch von Gefäfsen aus dem Körper der Mutter in den des Kindes, sondern ein Zwischenkörper, *die Placenta*, gleichsam ein *eigner, dazu geschaffner organischer Boden*, aus welchem die Frucht ihre Nahrung zieht. — Es ist also zwar ein Leben in einem andern Leben, aber ein parasitisches, in sich geschlossenes, und mit dem anderen nur so zusammenhängendes, wie die Pflanze durch Wurzeln mit dem Boden.

Dennoch aber ist Einwirkung und Uebertragung möglich, ja oft die allerbestimmteste und augenblicklichste, wie es die Erfarung, zum Beispiel der plötzliche Tod des Kindes durch Schreck der Mutter, unleugbar darthut. Ja selbst mit der *Aufsenwelt* ist Verbindung und Einwirkung, zum Beispiel der alles durchdringenden Naturagentien, der mechanischen Gewalt, nicht ganz ausgeschlossen. Es ist daher wohl der Mühe werth, und für unsere gegenwärtige Untersuchung unerläfslich, zu fragen, Wie? — denn hieraus allein lassen sich die Wege bestimmen, wodurch es uns möglich wird, theils mittelbar, theils unmittelbar auf die Frucht einzuwirken und sie medizinisch zu behandeln. Wir wollen versuchen, diefs erfarungsmäfsig festzustellen.

Alle *Verbindungs-* und *Uebergangswege* lassen sich in ihren Grundprinzipien auf folgende zurückführen:

1. *Blutübergang.*

Wenn wir auch zugeben, dafs kein unmittelbarer Uebergang der Blutgefäfse der Mutter in die des Kindes existirt, so ist es doch immer das Blut der Mutter, was das Kind erhält, und es ist leicht begreiflich, dafs eine Ueberfüllung der Placenta mit Blut von Seiten der Mutter auch eine Ueberfüllung in dem Körper des Kindes hervorbringen wird. Eben so wird die Qualität des Blutes wichtig seyn, ob das Kind reines oder krankhaft verdorbenes Blut von der Mutter erhält. Ja auf diesem Wege öffnet sich selbst ein Weg für den Uebergang mancher Nahrungs- und Arzneistoffe aus dem Körper der Mutter in das Kind, da doch nicht ferner geleugnet werden kann, dafs manche dieser Stoffe, wenn auch mit mannichfaltigen Veränderungen, substanziell in die Säfte aufgenommen werden. — Sehr merkwürdig sind hierüber *William's* neuere Versuche, welcher Oel in die Adern eines trächtigen Hundes einspritzte, und dasselbe in den Nabeladern und Blutgefäfsen des Fötus wieder fand.

Sehr belehrend und beweisend für diesen Verbindungsweg sind die Erscheinungen, die sich uns bei der *Verbindung der Mutter mit dem Säugling* darbieten. Sie ist die Uebergangsstufe zu einem ganz selbstständigen Leben, zum Theil schon getrennt von der Mutter, zum Theil aber noch ein Theil von ihr. Das Mittel der Verbindung ist die Nahrung, die Milch, diese aber ein Produkt des mütterlichen Blutes, also immer noch Verbindung durch das Blut. Hier aber sehen wir auf die auffallendste Weise, dafs Nahrungs- und Arzneimittel auf diesem Wege selbst specifisch einwirken können. Geniefst die Mutter Wein, so schläft das Kind (Narcose, Rausch); nimmt die Mutter Purgiermittel, so laxirt der Säugling; nimmt sie Schwitzmittel, so schwitzt er; geniefst sie blähende Sachen, so wird er von Winden geplagt; Säuren, so leidet er an Säure. Ja selbst Seelen- und Nervenaffekt kann auf diesem materiellen Wege dem Kinde mitgetheilt werden, wie die Wirkungen der Leidenschaften der Säugamme auf den Säugling beweisen. — Diefs sind Beobachtungen, die ich unzählige Male gemacht habe. Ja noch kürzlich heilte ich einen Säugling von der Krätze blofs dadurch, dafs ich der Mutter Schwefel nehmen liefs.

Hier ist keine Nerven- und keine Gefäfsverbindung. Belebte Nahrung, belebte Materie allein, ist Leiter oder Vehikel des Uebergangs.

Was aber bei dem räumlich getrennten Säugling geschieht, das mufs noch viel mehr bei dem, noch von dem mütterlichen Organismus umschlossenen und eines mit ihm ausmachenden, Fötus geschehen.

2. *Nerveneinflufs.*

Ohnerachtet die Anatomen noch immer über das Daseyn der Nerven in der Placenta in Streit sind, — wiewohl ganz neuerlich *Everard Home* sie wirklich entdeckt zu haben glaubt — folglich eben so wenig wie bei den Blutgefäfsen eine unmittelbare Verbindung der Mutternerven mit den Kindesnerven nachzuweisen ist; so ist doch der *Nerveneinflufs* der Mutter auf das Kind gar nicht zu leugnen, was jeder Schrecken oder anderer Gemüthsaffekt beweiset, der oft augenblicklich verstärkte Bewegung des Kindes hervorbringt. Das Wie? ist nur dadurch zu erklären, wenn wir eine Nervenatmosphäre annehmen, das heifst ein Aus- und Ueberströmen der Nervenkraft auch über ihre sichtbaren Leiter hinaus, — eine Annahme, die durch viele andere Erscheinungen des organischen Lebens, aber gewifs am meisten durch die gegenwärtige, gerechtfertigt wird.

3. *Mechanische Einwirkung.*

Dafs heftige Erschütterungen, Stöfse, Fälle auf den Unterleib der Mutter ein Kind im Mutterleibe tödten können, ist bekannt genug. Ja selbst ein Knochenbruch ist auf diese Art möglich, wie nachher gezeigt werden wird.

4. *Allgemeine Naturagentien, Imponderabilien.*

Dahin gehört die unmittelbare Durchdringung und Durchströmung der Wärme, der Electricität, des Magnetismus. Sie sind alles durchdringend vermittelst der allgemeinen Porosität, bedürfen weder Nerven noch Gefäfse zum Uebergang, und können also unmittelbar auch auf die Frucht im Mutterleibe einwirken.

Aber auch die Flüchtigkeit mehrerer anderer Naturstoffe und Medicamente ist so grofs, dafs sie nur die einfache Porosität der Häute nöthig zu haben scheinen, um einzudringen.

5. *Uebertragung.*

Es ist dies eine eigne Art von Verbindung, für die ich kein anderes Wort weiſs. Es ist eine Erfarungssache, daſs eine Affektion von einer Stelle, einem System, des Organismus auf eine andere oder ein anderes übergetragen oder versetzt werden kann. Ein an einem Ort unterdrückter Rothlauf kommt an einem anderen, oft ganz entfernten, zum Vorschein. Eine supprimirte podagrische Entzündung überträgt sich auf die Brust, auf den Kopf. Syphilitische Affektionen der Genitalien, unterdrückt, übertragen sich auf den Hals, auf die Augen u. s. w. Diese Uebertragung geschieht entweder nach den Gesetzen des Antagonismus — die Unterdrückung einer organischen Thätigkeit ruft eine andere hervor — oder des Consensus, besonders ähnlicher Organe und Systeme. — Es frägt sich, ob nicht solche Uebertragungen auch im Körper der Schwangeren auf die Frucht, die ja so lange ein Theil ihres Organismus ist, möglich sind, und es wird solches sehr wahrscheinlich durch die Beispiele von Uebertragung der Syphilis, ja selbst des Hydrops von Mutter auf Kind, von dem nachher die Rede seyn wird.

Aber das Wort *Uebertragung* hat noch eine weitere und höhere Bedeutung. Niemand wird leugnen, daſs die bildende Natur nach einem *Typus arbeitet.* Dieser Typus ist bei der Frucht, auſser dem Gattungstypus, zunächst der Typus des mütterlichen Organismus, des mütterlichen Lebens. Wir sehen deutlich, daſs dadurch Eigenthümlichkeiten der äuſsern und innern Form, der Neigungen, ja selbst zufällige Fehler, von der Mutter auf das Kind übertragen werden können. Wir werden davon in der Folge mehr sagen.

Es ergeben sich hieraus folgende *Mittel*, die wir in unserer Gewalt haben, um auf das Kind im Mutterleibe zu wirken.

1. Vermehrung oder Entziehung der Nahrung.

2. Vermehrung oder Verminderung des Blutandranges.

3. Veränderte Qualität der Nahrung und der Luft.

4. Mechanische Mittel, z. E. verschiedene Lagen der Mutter, Binden.

5. Die allgemeinen Naturagentien.

6. Medicamente. — Sie können auf dreifache Art in den Fötus einwirken, theils durch den Eindruck auf die Nerven, theils durch wirkliche Aufnahme in das Blut und Uebergang durch dasselbe, und endlich durch einfache Penetration, wie dies z. B. bei den flüchtigsten Aether, Ammonium, Moschus, Kampfer u. dergl. der Fall zu seyn scheint.

7. Seeleneinflufs. — Er kann nur durch die Nerven vermittelt werden, und unmittelbar, am wenigsten willkührlich, ist keiner vorhanden. Aber in dem Sinne, als auch bei den innern, dem Gangliensystem unterworfenen, und dem Bewufstseyn entzogenen, Eingeweiden, ein Seeleneinflufs Statt finden kann, mag er auch hier existiren. Wenig

stens zeigen die Wirkungen der Leidenschaften und der Phantasie auf das Kind, dafs er möglich sey,

II.

Krankheiten der Ungebornen.

Wir gehen nun zu dem zweiten Gegenstand unserer Untersuchung über: Die *Krankheiten* und *Gefahren*, welchen ein Kind im Mutterleibe ausgesetzt ist. — Die *Pathologie des Foetus.*

Die *erste Klasse* begreift die *Abweichungen* und *Ausartungen* der Form, gewöhnlich *Monstrositäten*, *Mifsbildungen*, im höhern Grade *Mifsgeburten*, genannt. — Sie sind insgesammt Wirkungen des in seinem Wirken entweder gehemmten, oder übertriebenen, oder von der Norm abweichenden, Bildungstriebes.

Die Ursachen können mannichfaltig seyn; *Entweder* angeerbte Disposition des Keims, oder fehlerhafte Richtung gleich bei der ersten Entwickelung. — Dahin gehört die Ausartung in Mola, das Verwachsen mit dem zweiten Zwillingsembryo, die Aufnahme des Zwillings in den zweiten Körper (Fötus im Fötus), oft bis zum erwachsenen Alter; Selbst die angeerbte Anlage zu oft erst in der Folge des Lebens sich ausbildenden Deformitäten, z. B. die örtliche Anlage zu Verwachsungen und Verkrümmungen des Rückgrades, die, sogar ganzen Familien eigene, Anlage zu verdorbenen Zähnen u. s. w. — *Oder* aufsere Gewaltthätigkeiten, z. E. festes Schnüren, Stofs;

Oder störende und hemmende Einwirkungen von Seiten der Mutter, als Gemüthsaffekten, sowohl heftige Aufregungen als auch anhaltend wirkende, besonders nagender Kummer und Gram, Krankheiten der Mutter; *Endlich* Ein- und Nachbildungen, gewöhnlich Versehen genannt — gleichsam Reflexe von dem Organismus der Mutter auf den Organismus der Frucht.

Ich berühre hier einen Gegenstand, der freilich schon lange ein Stein des Anstoſses und des Streits unter den Gelehrten gewesen ist, und es noch ist — die Frage, über die Möglichkeit des Versehens, oder, richtiger gesagt, die Wirkung der Einbildungskraft der Mutter auf das Kind, und zwar zur Erregung einer bestimmten Nachbildung desselben. — Die ganze alte Welt, von *Hippokrates* an, glaubte daran; die neuere im Ganzen nicht, und in der That sind die Beweise sehr schwer zu führen und in der Regel unzureichend. — Mir scheint die Sache viel Aehnliches mit dem Daseyn der Gespenster zu haben. Je mehr man daran glaubt, desto mehr sieht man sie. Und so auch hier. Je mehr man daran glaubt, desto mehr findet man Aehnlichkeit zwischen einer Deformität des Fötus und einer vorhergegangenen äuſseren Ursache. Aber nicht bloſs der Schein, die Sache selbst, kann dadurch begünstigt werden; Je mehr Glauben die Mutter an die Sache hat, desto lebhafter wird ihre Einbildungskraft davon ergriffen, und desto leichter wird eine solche Einwirkung auf das Kind möglich seyn. Daher es auch nach meiner Meinung Pflicht ist, diesem Glauben im Publikum entgegen zu arbeiten und den Müttern die Sache als unmöglich darzustellen, eben zu Verhütung derselben. — Dafs überhaupt eine lebhaft ergriffene Phantasie der Mutter und die dadurch erregte Affektion ihres Nervensystems auf das Kind, dessen Organisation und Ausbildung, wirken könne, das ist wohl keinem Zweifel unterworfen. Dafs aber dadurch die bestimmte ähnliche Formveränderung hervorgebracht werden könne, die das Phantasiebild hatte, das ist sehr zweifelhaft, aber dennoch an manchen unleugbaren Beispielen kaum zu verkennen. Noch neulich wurde uns ein merkwürdiger Fall der Art in *Henke's Archiv* erzählt, von einer Mutter, die in den ersten Monaten der Schwangerschaft übermäfsig enge Schuhe getragen, und deren Kind zusammengewachsene Zehen zur Welt brachte.

So viel ist gewifs, die bildende Natur arbeitet nach einem Typus. Dieser Typus ist der durch das mütterliche Leben gegebene. Also *Nachbildung*. So gut also als das Normale, kann auch wohl das Innormale nachgebildet werden.

Die *zweite: Lebensschwäche*, *Mangel an gehöriger Ernährung*, *Atrophie*.

Wir sehen Kinder zur Welt kommen, ungewöhnlich klein, mager, elend und schwach. Die Ursachen sind entweder Krankheiten der Mutter (übermäfsige Ausleerungen, Fieber, Dyscrasien), oder Mangel gehöriger Nahrung, oder Gemüthskummer, oder auch angeborne Schwächlichkeit.

Die *dritte*: das Gegentheil, *Hypertrophie*, übermäfsige Ernährung und Zunahme, entweder einzelner Theile oder des Ganzen, wodurch oft die Geburt erschwert, ja verhindert werden kann.

Die *vierte*: *Dyscrasien*.

Da das Kind sein Blut und seine ganze organische Materie von der Mutter erhält, so ist wohl kein Zweifel, dafs auch die Qualität derselben gleich seyn mufs, und folglich das Kind einer reinen Mutter reine, das einer unreinen Mutter unreine Säfte haben müsse. — Ja es läfst sich dieses selbst von specifischen und miasmatischen Dyscrasien darthun.

Die *skrofulöse* Dyscrasie habe ich oft bei Kindern skrofulöser Mütter, entweder schon bei der Geburt, oder wenigstens bald nachher, ehe noch äufsere Ursachen sie erzeugen konnten, in Drüsenknoten und Hautausschlägen dargestellt gesehen. Dahin möchten auch die Gekrösdrüsen-Verhärtungen, die Lymphgeschwülste, ja viele Fehler der Mifsbildungen, zu rechnen seyn.

Ueber die Uebertragung der *syphilitischen* Dyscrasie von der Mutter auf das Kind während der Schwangerschaft, sind die Meinungen getheilt. Ich will nur anführen, was ich selbst beobachtete. Ich sah bei vielen Kindern venerischer Mütter, dafs sie Augenliederentzündungen, Hautausschläge verschiedener Form, oder Drüsengeschwülste, oder Atrophie, oder Wasseranhäufungen zur Welt brachten, oder dergleichen bald nach der Geburt bekamen. Selbst die Augenentzündung der Neugebornen sah ich oft gleich nach der Geburt und ohne äufsere Veranlassung entstehen, bei Müttern, die während der Schwangerschaft syphilitisch waren, und ohne Lokalaffektionen der Genitalien. Sie wich am schnellsten dem innern Gebrauche des Merkurs in kleinen Gaben. Sind diefs nicht Beweise genug für den syphilitischen Ursprung? — Ich sah ferner Kinder mit Hautausschlägen geboren werden, welche hierauf den ganzen Körper bedeckten, die eigenthümliche syphilitische Kupferfarbe annahmen, unheilbar waren, und die Kinder atrophisch tödteten. Besonders merkwürdig aber war mir folgender Fall: Eine Mutter wurde, ohne es zu ahnden, bei der Empfängnifs, oder während der Schwangerschaft, syphilitisch angesteckt. Sie bekam *Fluor albus*, der aber, als nicht specifisch betrachtet, blofs mit supprimirenden und adstringirenden Injektionen behandelt wurde. Er verlor sich hierauf. Die Mutter schien geheilt, aber im achten Monate wurden die Bewegungen des Kindes immer schwächer, es starb ab, und nach einigen Tagen erfolgte die Geburt eines todten Kindes, dessen ganze Haut psorisch afficirt und brandigt abgestorben, zum Theil abgelöset, erschien. Und nun erst, nach glücklich überstandenem Wochenbette, traten bei der Mutter alle Symptome einer syphilitischen Dyscrasie, *Fluor albus* und Hautausschläge hervor, welche durch eine Merkurialkur geheilt werden mufsten. — Zeigt sich hier nicht offenbar eine, durch die Suppression der äufseren Symptome der Syphilis bei der Mutter bewirkte, Uebertragung der Krankheit auf die Frucht? Und stimmt diefs nicht mit der überhaupt gemachten Bemerkung überein, dafs während der Schwangerschaft die Syphilis der Mutter, so wie alle Reproduktionskrankheiten

(Phthi-

(Phthisis u. dergl.) stille steht, indem die ganze Produktivität ihres Organismus während dieser Zeit nach innen gerichtet und auf das Kind reflektirt ist, wodurch nothwendig auch der Krankheitsprozefs eine Ableitung erhält; wobei es aber um so leichter möglich ist, dafs auch die Krankheit sich mehr auf die Frucht wirft. — Ein merkwürdiger Fall der Art wurde im Poliklinischen Institute zu Berlin beobachtet: Ein Kind kam mit syphilitischen Excoriationen zur Welt. Es folgten hierauf abwechselnd, bald Geschwüre im Halse, bald Ophthalmien, bald Drüsengeschwülste, bald Exantheme. Wenn eins geheilt war, erschien das andere. Es wurden im Verlauf mehrerer Jahre alle erdenklichen Merkurialmittel, freilich unordentlich, angewendet. Aber immer kam ein neues Uebel. Endlich fixirte sich die Krankheit auf die Knochen, und es entstanden kariöse Geschwüre, die erst im 14ten Jahre vollkommen durch das *Zittmann*'sche Dekokt geheilt wurden. — Auch *Siebold's* Erfahrungen stimmen hierüber ganz mit den meinigen überein.

Niemand zweifelt wohl mehr daran, dafs eine, einmal tief eingedrungene, venerische Vergiftung dem Organismus so eigen werden kann, dafs sie oft nie ganz wieder ausgelöscht werden kann, dafs sie unter vielerlei ganz andern Formen und Ausartungen erscheinen kann, ja dafs dieses furchtbare Gift — eben so wie wir es bei dem Hydrophobischen bemerken — Jahre lang gleichsam ruhend und gebunden bleiben, und dann wieder mit erneuerter Kraft erwachen und belebt werden kann. Aber man denkt hierbei gewöhnlich nur an das einzelne Individuum, und nicht an die traurigen Folgen, die eine solche verborgene Vergiftung auf das künftige Geschlecht haben könne. Nachstehende Geschichte wird diefs erläutern. Eine Frau von 20 Jahren wurde von ihrem Manne angesteckt, der venerisch war, und an dieser Krankheit starb. Sie bekam von ihm Schanker, von dem sie durch eine mehr örtliche als gründliche Kur befreiet wurde. Ein Jahr darauf erschien, ohne weitere Veranlassung, ein schankröses Geschwür zwischen den Brüsten. Sie ward davon wieder durch eine ähnliche Kur befreit. Nun heirathete sie wieder einen gesunden Mann, ward bald darauf schwanger, und gebar ein Kind, bedeckt mit Excoriationen, so dafs sich die Haut ablösete, und es nach 14 Tagen eines elenden Lebens starb. Hierauf eine zweite Schwangerschaft. Das Kind kam scheinbar gesund zur Welt. Aber nach 10 Tagen entstand ein bösartiger borkigter Ausschlag im Gesicht und ganzen Körper. Er hatte schon 5 Wochen im zunehmenden Grade und mit allgemeinen atrophischen Zustande gedauert, als sie es der Behandlung des Poliklinischen Instituts übergab. *Die Mutter war während beider Schwangerschaften völlig gesund und frei von jedem syphilitischen Symptom gewesen, und war es noch.* — Dieser Fall zeigt deutlich, einmal, dafs der syphilitische Keim, oder wenigstens die syphilitische Produktivität, nach einer scheinbaren Kur Jahre lang im Körper zurückbleiben, und zweitens dafs die Krankheit sich gleichsam metastatisch auf die Frucht übertragen, und diese eine Art von Ableiter und pathologisches Secretionsorgan für den mütterlichen Organismus werden kann, wodurch die Mutter, wenn auch nicht von der Krankheit, doch von den Wirkungen und Syptomen derselben frei bleibt.

Sehr merkwürdig sind hierüber die neuerlichst in den *Transactions of the Association of Physicians Vol. IV. Dublin.* mitgetheilten Beobachtungen der Herren *Bealty* und *Colles* über die Wirkung der syphilitischen Infektion auf die Erzeugung von frühzeitigen und faulen Geburten, ja auf die *Verhinderung der Empfängnifs*, und die Heilung dieser unglücklichen Disposition durch Quecksilberkuren, mit mehreren Beispielen belegt. Interessant hierüber ist das Geständnifs einer berüchtigten Courtisane, welche, nachdem sie ein todtes Kind zur Welt gebracht hatte, und sie durchaus keine Mittel brauchen wollte um dies zu verhüten, und man sie fragte: „Welches die besten Mittel seyen, den Tod der Frucht im Mutterleibe zu verhüten?" antwortete: „das Quecksilber."

Von der Uebertragung der *Pockenansteckung* von der Mutter auf das Kind sind unleugbare Thatsachen vorhanden. Mütter, die die Pocken hatten, gebaren während oder nach der Krankheit Kinder mit allen Zeichen der vorhandenen oder eben überstandenen Pocken. *)

*) Höchst merkwürdig sind die zwei Fälle, welche *Ed. Jenner* selbst (in den *Mediz. Chirurg. Abhandlungen der Med. Chir. Gesellschaft zu London, übersetzt von Osann, Berlin* 1811) erzählt, wo zwei vaccinirte Mütter, die während der letzten Zeit der Schwangerschaft mit wahren Pockenkranken in nahe Berührung gekommen waren, Kinder zur Welt brachten, welche die vollkommene Pockenkrankheit hatten, und also, was das merkwürdigste ist, im Mutterleibe angesteckt worden waren, ohne dafs die Mütter die Krankheit hatten.

Die *fünfte*: *Nerven- und Seelenkrankheiten.*

Es ist kein Zweifel, daſs bei nervenkranken und hysterischen Müttern das Kind schon im Mutterleibe convulsivische Bewegungen erleiden kann, und daſs die Anlage zu Nervenschwäche und Nervenkrankheiten, ja selbst wirkliche Krämpfe dem Kinde von der Mutter mitgetheilt werden können. Ich sah selbst ein solches trauriges Beispiel: Eine Mutter, die in Kriegszeiten die letzte Hälfte ihrer Schwangerschaft in beständigem Kummer und Angst zugebracht hatte, gebar ein Kind, welches gleich von der Geburt an an Krämpfen litt und am 9ten Tage unter Krämpfen starb. — Die ganze nervöse Constitution der Zeit, wenigstens in den höhern Ständen, läſst sich ja nur aus dieser Ursache erklären, daſs den Kindern, schon im Mutterleibe diese Anlage mitgetheilt wird. Die Kinder kommen jetzt schon klüger zur Welt, sagt man, und das ist in manchen Regionen vollkommen wahr, aber eben ein Beweis der schon zu frühen Nervenentwickelung.

Auch *Lähmungen* kommen vor. Ich sah ein Kind mit völlig gelähmten unbeweglichen Extremitäten geboren werden, welches 6 Wochen nach der Geburt starb. Die Mutter war im achten Monat der Schwangerschaft auf den Leib gefallen. Bei der Sektion fand sich Wasser im Kopf und Rückgrad.

Zu den Nervenkrankheiten gehören auch die Fehler der höheren und niederen *Sinnlichkeit* und der *Seelenthätigkeit*. Auch sie können schon im Fötus, wenigstens in ihrer Anläge begründet werden. Der angeborne Blödsinn, die angeborne Taubheit und Taubstummheit, der erbliche Kretinismus, sind traurige Beweise davon.

Die *sechste*: *Wasseranhäufungen.* *)

Es ist etwas gar nicht selten vorkommendes, dafs Kinder Wasseransammlungen im Kopf, im Rückgrad, in den Höhlen der Brust, des Unterleibes, der Haut, mit zur Welt bringen. Besonders merkwürdig sind die Beispiele der Uebertragung der Wassersucht der Mutter auf das Kind, wovon noch neulich Hr. *Olivier* im *Propagateur* 1825. Sept. folgenden Fall mittheilte: Eine während der Schwangerschaft hydropische Frau, gebar im 8ten Monat ein Kind mit sehr aufgetriebenem Unterleibe. Es fand sich im *Peritoneo* und *Omento* eine bedeutende Menge seröser Flüssigkeit mit albuminösen Flocken vermischt. Die Vesica war gesund, nur bleich.

Die *siebente*: *Blutcongestionen* und *Entzündungen.*

Man hat im Gehirn, in den Lungen, in den Eingeweiden des Unterleibes, so beträchtliche Blutcongestionen gefunden, dafs sie wie injicirt erschienen. Ebenso Augenentzündungen, Hämorrhagien, Blutextravasate, selbst

*) Ich habe über die organischen Krankheiten des Fötus, aufser meiner eignen Erfarung, die gütigen Mittheilungen meines geehrten Freundes und Collegen, Hrn. *v. Siebold*, benutzt, dessen ausgedehnte geburtshülfliche Praxis ihm so manche Gelegenheit zu dergleichen Beobachtungen darbietet.

Hämorrhoiden, worüber ich mich auf meiner Freunde *Siebold* und *Rudolphi* Erfarungen berufe. Selbst Gangrän des Magens beobachtete ersterer einmal.

Die *achte*: *Hautkrankheiten.*

Furunkeln, Pemphigus, flechtenartige Ausschläge, Mitesser, Pocken, wurden mit auf die Welt gebracht.

Die *neunte*: *Würmer.*

Man fand Intestinalwürmer schon im Fötus.

Die *zehnte*: *Desorganisationen*, *Pseudorganisationen.*

Balggeschwülste, Lymphgeschwülste, Blutschwämme, Vergröfserungen innerer Eingeweide, Verhärtungen der Eingeweide, der Drüsen, Herzpolypen, örtliche Atrophien, wahre und falsche Brüche. Selbst einen angeborenen Kropf hat man neulich beobachtet.

Die *eilfte*: *Mechanische Verletzungen.*

Es kann äufsere Gewalt so heftig auf das Kind wirken, dafs dadurch selbst Trennungen der festen Theile hervorgebracht werden. — Die gebrochenen Knochen eines Kindes, welches *Digby* dem Versehen der Mutter zuschrieb, die einen Menschen hatte rädern sehen, mögen dadurch erklärbar werden; und ein merkwürdiges Beispiel der Art wird mitgetheilt vom Leibmedicus *Sachse*: *)

*) S. *Journal d. pr. H.* 1800. XI. Bd. mit einer Abbildung des Beinbruchs.

Eine gesunde Bauerfrau von 42 Jahren, die schon 8 Kinder glücklich geboren hatte, fiel im dritten Monat ihrer Schwangerschaft auf dem Eise, auf die linke Seite, doch ohne nachher Beschwerden zu fühlen. In der ersten Woche nach der Hälfte (sie hatte etwa 8 Tage lang Bewegungen gefühlt) fiel sie abermals von einer Leiter, 3 Sprossen hoch, so dafs die nämliche Seite auf einen grofsen Holzblock schlug. Gleich beim Aufstehen fühlte sie eben da im Unterleibe ein heftiges Stechen, welches sie nöthigte 8 Tage im Bett zu bleiben. Sie mufste auf dem Rücken liegen, weil das Stechen bei jeder Seitenlage unerträglich war. Am dritten Tage ging etwas Blut ab, doch erfolgte kein Abortus. Acht bis zehn Tage spürte sie gar keine Bewegungen der Frucht, aber, so wie sich dieselben nachher wieder einstellten, oder sie bei Bewegungen den Unterleib zusammenbog, empfand sie jederzeit an derselben Stelle stechende Schmerzen, bis zur Entbindung, welche sie nur dadurch zu erleichtern vermochte, dafs sie den Leib zusammendrückte, oder links wegzuschieben suchte. Sie kam zur gehörigen Zeit nieder, und gebar ein kleines und schwaches, aber lebendes Kind. An diesem fand sich nun ein schiefer Bruch der *Tibia* und *Fibula* des rechten Fufses, so dafs die beiden untern Knochen ganz herauf gezogen waren. Das abgebrochene scharfe Ende der *Tibia* hatte die Haut durchbohrt und dadurch den bei jeder Bewegung empfindlichen Schmerz der Gebärmutter erzeugt. Die Knochen waren übrigens mit den abgebrochenen Enden an der Vorderfläche verwachsen, so dafs sie eine breite Fläche darstellten. Die

Länge des gesunden Fufses vom Knie bis zum Plattfufs betrug $3\frac{3}{4}$ Zoll, die des kranken vom Knie bis zum Bruch 2 Zoll, von da bis zum Plattfufs 1 Zoll. Auch war der kranke Fufs $\frac{1}{2}$ Zoll dünner, und hatte nur 3 Zehen, war also in seiner ganzen Entwickelung zurückgeblieben.

Auch die rechte Hand, die wahrscheinlich auch denselben Stofs erlitt, ist kleiner als die linke, und hat nur 3 Finger.

Ein neues Beispiel erzählt *Watkinson:* Am 29sten Decbr. 1824 wurde ich zu Frau — gerufen, welche ohngefähr 20 Jahr alt war, in Kindesnöthen lag, und im vorhergehenden April sich verheirathet hatte. Bald nach 5 Uhr nahm ich die erste Untersuchung vor, und fand die Membranen unversehrt. Die Geburtsarbeit ging langsam von Statten bis 7 Uhr, wo die Ruptur der Membranen erfolgte, der Kopf herabkam und das Kind ohngefähr nach halb 8 Uhr auf natürliche Weise ausgetrieben wurde. Da entdeckte ich, dafs der linke Fufs ein wenig über den Knöchel abgetrennt, und der Theil fast, aber doch nicht ganz (vielleicht weil die Knochen hervorragten) geheilt war. Das Kind war lebendig und athmete 20 Minuten lang, wornach es starb. Die Mutter, sagte, dafs sie nur 7 Monate schwanger gewesen sey, was mit dem Aussehen des Kindes vollkommen übereinstimmte. Bei der Untersuchung nach der Geburt entdeckte ich den Fufs in der Vagina und zog ihn heraus. Er war fast auch geheilt, doch ragten hier ebenfalls die Knochen hervor. Es schien nicht, dafs eine Austretung von Blut aus dem Gliede Statt gefunden habe. Dieser Fufs (der linke) war viel kleiner als der andere, welcher etwas einwärts gedreht war. Er hatte keine Zeichen von Fäulnifs, und aus der Vergleichung beider Füfse vermuthete ich, dafs er sich vor 2 Monaten von dem Körper abgelöfst habe. Es war nicht die geringste Verfärbung des Fufses vorhanden, und er hatte sich vollkommen erhalten.

Die Mutter sagte, sie sei nicht erschreckt worden, und es sei während ihrer Schwangerschaft nichts Unangenehmes in ihrer Familie vorgekommen, was einen üblen Eindruck auf sie habe machen können. Der Mann ist ein Tagelöhner; die Familie nährt sich durch ihren Fleifs gut, ohne dafs die Frau ihren Körper mehr anzustrengen brauchte als in einem gut eingerichteten Haushalt nöthig ist.

Die Herausgeber des *London medical and physical Journal*, *Julius*, woraus obiges entnommen, versichern, das Präparat gesehen zu haben, und fügen die Abbildung bey.

Die *zwölfte*: *das Absterben*, *der Tod vor der Geburt.*

Was man gewöhnlich *Abortus* und *frühzeitige Geburt* nennt, das sollte man nach meiner Meinung in den meisten Fällen *Absterben des Kindes* nennen. Denn mehrentheils geht der Tod des Kindes vorher, und der Abortus ist nur die Folge davon, die Wirkung des Triebes zur Ausstofsung, den nun der Fötus im Uterus, so wie jeder fremde Körper, erregt. Der beste Beweis ist, dafs in der Regel zuerst die Bewegungen des Kindes, seine

Lebensäufserungen, aufhören, dann das Gefühl von Kälte im Unterleibe und Schauern im Kreuze — das Gefühl des örtlichen Todes wie bei andern Absterbungen — eintritt, und nun erst die *Molimina Abortus*, die Reactionen von Seiten des mütterlichen Körpers zur Ausstofsung, nachfolgen.

Leider gehört dieses Sterben vor der Geburt zu den häufigen Fällen. Schon die Todtgeborenen machen eine beträchtliche Zahl in den Todtenlisten. — Ich kann hier nicht umhin, auf das schreckliche Mifsverhältnifs aufmerksam zu machen, was zwischen den Todtgeborenen bei ehelichen und bei unehelichen Kindern Statt findet. Bei ehelichen ist das 25ste ein Todtgeborenes, bei den unehelichen, die man gewöhnlich Kinder der Liebe — Kinder der Thierheit sollte man sie nennen — nennt, und die das Vorurtheil sogar für kräftiger hält, kommt das 10te schon todt zur Welt. Der Grund liegt lediglich in der Unregelmäfsigkeit, Vernachläfsigung, ja selbst absichtlichen Zerstörung, der diese unglückliche Klasse der dem Verderben geweiheten menschlichen Wesen ausgesetzt ist. — Aber wie viel zahlreicher sind die vorgeburtlichen Todesfälle, die gar nicht in die Rechnung kommen, die unzeitigen und frühzeitigen Geburten! Es wird selten eine Familie seyn, in der nicht einmal ein solcher Fall existirte, und wie viele, wo er mehrmals vorkam, und noch mehr, wo er gar nicht bemerkt wurde. Ich glaube nicht zu viel anzunehmen, wenn ich den zehnten Embryo darauf rechne.

Die Ursachen, wodurch ein Kind im Mutterleibe getödtet werden kann, können folgende seyn:

Heftiges Schrecken oder jeder andere *erschütternde Gemüthsaffekt.* Eine der häufigsten. Wie oft sehen wir unmittelbar nach einer solchen Gemüthsbewegung sogleich die Bewegungen des Kindes aufhören, Schauern entstehen und bald darauf den Abortus erfolgen. Die Wirkung eines heftigen Gemüthsaffekts und die Todesart davon, sind ganz ähnlich den Wirkungen und der Todesart vom Blitz; Und so kann hier ein Kind im Mutterleibe durch einen solchen Seelenblitz der Mutter erschlagen werden.

Mechanische Gewaltthätigkeit, ein Schlag, ein Fall auf den Leib.

Lebensschwäche. Der erste Lebenskeim kann so schwach gelegt seyn (durch Alter, Entnervung, Schwäche, Kränklichkeit, Dürftigkeit der Eltern), daſs die Frucht ihr Leben nicht bis zur völligen Entwickelung fortsetzen kann.

Krankheiten der Mutter. Heftige Fieber, Krankheiten, welche die Ernährung der Mutter lange verhindern, starke und entkräftende Ausleerungen, können ein Absterben des Kindes herbeiführen. Hieher gehören auch Dyscrasien, miasmatische Vergiftungen, besonders die syphilitische. Ja sie können selbst die Empfängniſs hindern. *Dzondi* erzählt das merkwürdige Beispiel einer Frau, die, früher fruchtbar, während 10 Jahre, wo sie an einer lar-

larvirten, nicht erkannten, Syphilis litt, nicht schwanger wurde, aber, als diese gründlich gehoben war, wieder fruchtbar wurde. Man sehe hierüber auch das obige Beispiel.

Vor allen aber *Blutüberfüllung*, eine Ursache, welche nach meiner Erfarung zuverläfsig die häufigste des Kindestodes und so des Abortus ist. Meine lange medizinische Erfarung hat mir diefs unleugbar bewiesen, so dafs ich das Verhältnifs dieser Ursache des Abortus zu den übrigen wohl wie 3 zu 1 stellen kann, und mein geehrter Freund *Rudolphi* hat dasselbe bei den Leichen der durch Abortus geborenen Kinder bestätigt gefunden. Die sämmtlichen Eingeweide des Unterleibes und das Gehirn waren wie mit Blut injicirt.

III.

Behandlung.

Wenden wir uns nun zu unserem Hauptzweck: *Was kann geschehen für das Leben und die Gesundheit des werdenden Menschen, während seines Aufenthalts im Mutterleibe, und wie kann es geschehen?*

Das *erste* ist: *Erhaltung des Lebens.* — Blicken wir hier zurück auf die Hauptursache des Absterbens des Fötus, so zeigt sich als eine der häufigsten der *Andrang* und die *Ueberfüllung mit Blut.* Sie findet am meisten in den ersten Monaten, genug in der ersten Hälfte der Schwangerschaft, Statt, wo durch das Ausbleiben der monatlichen Blutausleerung ein Ueberschufs von Blut im mütterlichen Körper erzeugt wird, der zur Ernährung der

Frucht bestimmt ist, den aber die noch so kleine Frucht nicht zu verbrauchen im Stande ist. Hier ist es gewifs, und durch die Erfarung hinlänglich entschieden, dafs mäfsige am Arm angestellte Aderlasse, indem sie den Mangel der monatlichen Blutentziehung ersetzen und den Andrang ableiten, verbunden mit Ruhe und horizontale Lage, am gewissesten das Leben der Frucht erhalten. Ich habe oft gesehen, dafs, wenn sshon die Bewegungen des Kindes schwächer geworden, ja ganz aufgehört hatten, solche gleich nach der Blutentziehung mit grofser Lebhaftigkeit wiederkehrten.

Aber auch wahre *Lebensschwäche* kann die Ursache des Absterbens werden. Unstreitig ist hier die allgemeine Stärkung und Kraftbelebung des mütterlichen Organismus die Hauptsache. Aber auch unmittelbar auf das Leben des Kindes kann gewirkt werden, und ich erinnere hier nur an die tägliche Erfahrung, dafs bei mangelnder oder unbemerkbarer Bewegung des Kindes durch Auflegung einer kalten Hand auf den Unterleib dasselbe gleichsam augenblicklich aus dem Schlafe erweckt und zur Bewegung gebracht werden kann. Auch sehen wir bei andern krankhaften Affektionen innerer Eingeweide, besonders solcher, die, ohne Knochenbedeckung, der Haut nahe liegen, wie schnell und wie stark äufsere Applicationen auf sie einwirken. So kann der heftigste Magenkrampf, das heftigste Erbrechen, durch blofse äufserliche Applicationen gehoben werden So habe ich oft Magenschwäche, Appetitmangel, durch das fortgesetzte Tragen aromatischer Kräutersäckchen, Pflaster, spirituöse Einreibungen völlig beseitiget. — Auf diese Ansicht mich gründend, habe ich auch bei Schwäche des Fötuslebens und Uterinsystems denselben Weg befolgt, und täglich, oft die ganze Schwangerschaft hindurch, ähnliche Einreibungen in die Muttergegend machen lassen, und die beste Wirkung davon gesehen. Ich bediene mich dazu gewöhnlich folgender Formel: *Rec. Unguent. de Alth. Bals. Nucist. ana Unc. semis, Balsam. vit. Hofm. Drachm. ij. Ol. Menth. crisp. Scrup. semis. M.* Täglich 1 Theelöffel voll einzureiben. Oder: *Spirit. matrical. Spir. Serpill. ana Unc. ij. Balsam. vit. Hofm. Unc. semis. M. D. S.* Täglich den Unterleib und das Kreuz damit zu waschen. Man sieht, die Idee unseser Alten mit ihrem *Balsamum Embryonum*, und der noch dauernde Glaube des Volks daran, war keineswegs so verwerflich; nur mufs die Anwendung bei Vollblütigen vermieden werden. — Ist, wie es oft geschieht, grofse Reizbarkeit und Convulsibilität mit der Schwäche verbunden, so ist es sehr heilsam, noch etwas Opium-Tinctur hinzuzusetzen.

Hierbei kann ich aber nicht umhin, noch eines Mittels zu erwähnen, was, wie mir es scheint, ganz specifisch geeignet ist, das Leben des Fötus und den zu seiner Erhaltung nöthigen Apparat zu stärken und zu bekräftigen. Diefs ist das *Eisen*. — Dieses grofse einzige Mittel besitzt in der That eine specifische Wirkung auf die *Produktivität*, auf die *Schöpferkraft des Organismus*; nicht allein zur *Erweckung* der Procreationskraft in beiden Geschlechtern, sondern auch zur *Erhaltung* und *Bekräftigung* des Erzeugten. — Es giebt bekanntlich eine eigne Schwäche des Uterinsystems, welche immer in einer gewissen Periode der Schwangerschaft ein Absterben des Fötus und einen Abortus bewirkt; weil die Kraft zur Erhaltung seines Lebens und zur Tragung desselben nur bis zu einer gewissen Zeit zureicht. Man nennt sie *Dispositio abortiva*, *Abortus habitualis*, und sie hat die traurige Folge, dafs Weiber drei - vier - ja zehn Mal immer zu derselben Zeit abortiren. Unter allen Mitteln, diese traurige Disposition aufzuheben, kenne ich keins, was dies so gewifs bewirkt, ja was ich einzig hierin nennen möchte, als den gehörigen Gebrauch des *Pyrmonter* oder *Driburger Wassers* an der Quelle, zum Trinken und Baden. Ich habe mehrmals Frauen, die 3—4 mal nacheinander das Unglück des Abortus erlitten hatten, diesen Gebrauch machen lassen, und der Erfolg war die glücklichste bis ans Ende durchgeführte Schwangerschaft. — Ja selbst während der Schwangerschaft solcher äufserst geschwächter Personen sind mir Beispiele bekannt, wo ein anhaltend fortgesetzter Gebrauch eines sehr feinen Eisenmittels in kleinen Gaben, z. E. der *Tinctura aetherea martialis*, von dem gröfsten Nutzen zur Erhaltung des Fötuslebens und zur Verhütung des Abortus war *); Nur sei man hierbei vorsichtig, und aufmerksam auf die durch das Eisen mögliche Blutcongestionen nach dem Uterinsystem, und halte ein, sobald man Anzeige davon hat.

Das *zweite* ist: *gehörige* und *normale Entwickelung* und *Ernährung*.

*) Man sehe hierüber noch eine merkwürdige Erfarung im *Journal d. prakt. Heilk.* 1818. Octob.

Dahin gehört, aufser der Verhütung gewaltsamer Eindrücke, die störend darauf wirken können, besonders die Verhütung einer zu *übermäfsigen Ernährung* und dadurch entstehenden *enormen Gröfse* des Kindes, welche Schwierigkeiten der Geburt erzeugen könnte. Doch gilt diefs nur bei Müttern, deren enges oder verwachsenes Becken schwere Geburten fürchten läfst oder schon erzeugt hat. — Hier kann die Kunst unleugbar wohlthätig einwirken, indem sie die Ernährung des Kindes beschränkt und dadurch die zu grofse Anhäufung der Masse verhütet. Diefs geschieht theils durch Mäfsigkeit im Genusse der Nahrungsmittel, besonders der sehr nahrhaften, theils durch viele Leibesbewegung und Verbrauch der Kräfte und Säfte, theils durch Ableitung und Entziehung eines Theils der Säfte auf künstlichem Wege.

Diefs letztere ist von vorzüglicher Wichtigkeit und von entschiedenem Einflufs. Den besten Beweis davon gab uns in dem letzten Viertel des vorigen Jahrhunderts ein Charlatan, Namens *Lehnhard*, welcher einen geheimen Gesundheitstrank für Schwangere verkaufte mit der Versicherung, dadurch leichte Geburten bewirken zu können. Und in der That, das Mittel bewirkte diefs bei vielen Weibern, die früher sehr schwer geboren hatten. Sie hatten darnach sehr leichte Geburten. — Aber die Erklärung war sehr einfach. Der geheime Trank bestand aus einer Auflösung von Glaubersalz und Sennesblättern, mufste besonders in der zweiten Hälfte der Schwangerschaft täglich gebraucht werden, und es war also eine viele Monate hindurch

durch fortgesetzte Purgierkur, welche nothwendig Säfte entziehend auf die Ernährung des Kindes wirken, und so kleine Kinder hervorbringen mufste, die dann natürlicher Weise leichter geboren werden konnten.

Diese Methode würde also in ähnlichen Fällen, mit gehöriger Vorsicht, mit Nutzen anzuwenden seyn.

Hier mufs aber auch der *örtlichen Abnormitäten* der Entwicklung und Ausbildung Erwähnung geschehen, die allerdings während der Schwangerschaft, besonders durch mechanischen Druck, veranlafst werden können. Daher die sorgfältigste Vermeidung alles festen Schnürens und Bindens — die eisernen Blanchetts sind wegen des isolirten Drucks am schlimmsten — während der Schwangerschaft höchst nöthig ist.

Das *dritte*: *Stärkung der Constitution*, besonders *des Nervensystems*, *Verhütung der angebornen Nervenschwäche.* — Ein Hauptpunkt für unsere Zeiten. —

Im Allgemeinen gilt hier das Grundgesetz der Diatetik: *Einfache Nahrung und Luftgenufs stärken, Reizmittel schwächen.* — Es ist eins der verderblichsten Vorurtheile, dafs man glaubt, durch Wein Kinder stark zu machen. Vielmehr ist der frühzeitige Genufs des Weins das sicherste Mittel, ihnen für ihr ganzes Leben schwache Verdauung und schwache Nerven zu verschaffen, und, wer sein Kind lieb hat und einen wahrhaft kräftigen Menschen erziehen will, der lasse ihn in den Jahren der Kindheit keinen Wein trinken. — Diefs gilt aber auch schon von dem Kinde im Mutterleibe, denn das Kind trinkt mit, wenn die

Mutter Wein trinkt. Und ich halte es daher für übrigens gesunde Mütter, wenn sie kraftvolle Kinder haben wollen, für sehr rathsam, sich der spirituösen Getränke während der Schwangerschaft zu enthalten. — Bei allen alten Völkern war es Gesetz, wenn man Menschen von ausgezeichneter Kraft an Leib oder Seele (Heroen, Propheten) erziehen wollte, sie keinen Wein trinken zu lassen, und schon während der Schwangerschaft wurde *Simson's* Mutter der Befehl gegeben, den Wein zu meiden.

Ich habe oben gezeigt, dafs die Anlage zu Nervenschwäche und Convulsibilität durch die Zeugung und durch nachtheilige Einflüsse während der Schwangerschaft mitgetheilt werden kann. So gut nun durch schädliche Einwirkungen das Krankhafte erzeugt werden kann, eben so läfst sich mit Recht erwarten, dafs, wenn während der Schwangerschaft auf alle Weise so auf das Nervensystem der Mutter eingewirkt wird, dafs es in einem Zustand von Kraft, Gleichgewicht und normaler Thätigkeit erhalten wird, dieser Zustand auch dem Nervensystem des Kindes sich aneignen werde, ja dafs dadurch der Uebergang des von der Mutter zu besorgenden kränklichen Nervenzustandes, selbst constitutionelle erbliche Nervenschwäche, verhütet werden könne. — Man lasse also nervenschwache Mütter während der Schwangerschaft eine nervenstärkende Diät führen, wozu hauptsächlich das Leben in reiner freier Luft, das Landleben und hinreichende Bewegung des Körpers, die Vermeidung angreifender trauriger Gemüthsaffekte, des Uebermaafses der physischen Liebe, des vielen Kaffee - und Theetrinkens, gehören;

wende wöchentlich ein- bis zweimal nervenstärkende Bäder an, und dem Grade und den Umständen angemessene innere Stärkungsmittel, als *China*, *Valeriana* u. dergl., und man wird sicher davon die heilsamste Wirkung auf das Kind wahrnehmen. Ich habe davon mehrfache günstige Erfarungen gemacht, und eine davon ist mir besonders unvergeſslich. Eine Frau, die während der Schwangerschaft die deprimirendsten Gemüthsbewegungen und andere nervenschwächende Einwirkungen erleiden muſste, daher auch fast immer, theils an Krämpfen, theils an einem wiederkehrenden Wechselfieberanfalle litt, war ich genöthigt, fast immerfort China und andere nervenstärkende Mittel nehmen zu lassen, und, statt daſs, wie wir erwarteten, ein nervenschwaches, zu Krämpfen geneigtes, Kind zur Welt gekommen wäre, gebar sie vielmehr ein so kräftiges starkes Kind, daſs es nie an Krämpfen gelitten hat, kein Symptom von nervöser Constitution gezeigt hat, und überhaupt, es ist jetzt 18 Jahr alt, eine fast ununterbrochene Gesundheit, und eine ausgezeichnete Kraft, sowohl der physischen als geistigen Funktionen, zeigt.

Das *vierte*: *Reinheit der Säfte.*

Es ist überhaupt Pflicht einer Schwangeren, dafür zu sorgen, welches am besten durch eine allgemeine gesunde Diät erreicht wird, die sie selbst führt. Dahin gehört der Genuſs einfacher, gesunder, frischer Speisen und Getränke, mit Ausschluſs scharfer, gesalzener sehr gewürzter Speisen und spirituöser Getränke, der Genuſs reiner freier Luft und hinreichende Leibesbewegung. — Besonders aber gehört hieher Befreiung von bestimmten Dyskrasien und Krankheitsstoffen, die von der Mutter auf das Kind übergehen können; vorzüglich die syphilitische und skrofulöse, welche aber wieder häufig in Eines zusammenfallen, indem ich die gleich nach der Geburt sich zeigende Scrofulosis immer für eine Degeneration der Syphilis halte.

Auch hier ist es Pflicht, während der Schwangerschaft alles anzuwenden, was die Kunst zur Heilung derselben vermag. Nur hüte man sich vor zweierlei: Einmal vor unvorsichtiger oder zu reichlicher Anwendung des Quecksilbers, welches leicht Abortus erzeugen kann; zweitens vor der blofs örtlichen Heilung örtlicher syphilitischer Symptome, besonders an den Genitalien, z. E. *Fluor albus*, Schanker, wodurch sehr leicht eine desto gewissere Uebertragung der Krankheit auf das Kind bewirkt werden kann.

Das *fünfte: Einwirkung auf die geistigen Anlagen des werdenden Menschen*, seine *Gemüthsstimmung*, *Temperament*, *Neigungen*, *Karakter*.

Ich rede hier nicht von den *höheren* Geisteskräften, obwohl auch diese von der ersten Entwickelung der Organisation sehr abhängig sind, wie diefs auf der einen Seite der angeborne Blödsinn und die Taubstummheit, auf der andern die sogenannten Wunderkinder beweisen. Hier sehen wir offenbar, dafs durch Einwirkungen vor der Geburt der Grund sowohl zu einer Unterdrückung, als zu einer zu frühzeitigen und aufserordentlichen Entwickelung des geistigen Lebens gelegt werden können.

Hier sei nur die Rede von den sogenannten *niederen*, von dem, was wir unter Gemüthsart, Temperament, Neigungen, verstehen. Und daſs diese gar sehr mit der Organisation verbunden, ja von ihr abhängig sind, das, glaube ich, kann man als entschieden annehmen, ohne eben deswegen Materialist zu seyn, oder an die besonderen *Gall*'schen Organe zu glauben. Daſs ferner die Seelen- und Gemüthsstimmung der Mutter während der Schwangerschaft einen bestimmten Einfluſs auf die Seele und Gemüthsstimmung des Kindes habe, auch dieses ist nicht zu leugnen. Ich habe selbst beobachtet, daſs Kinder, deren Mütter während der Schwangerschaft tiefen Gram erduldeten, für ihr ganzes Leben eine gewisse Neigung zur Traurigkeit, ein melancholisches Temperament, behielten. — Warum sollten wir nun nicht auch diesen Weg benutzen, um einen vortheilhaften Einfluſs auf das Geistige des werdenden Menschen — gewiſs das Wichtigste von allem, — und dadurch auf sein ganzes künftiges Leben zu erhalten? — Die Natur wirkt ja nach dem Typus der Mutter, nicht allein im Körperlichen, sondern auch im Geistigen, und so glaube ich, daſs selbst folgende Eigenschaften der Seele des werdenden Kindes während der Schwangerschaft begründet werden können:

Die *Richtung des Geistes.*

Sie kann entweder nach oben oder nach unten gehen. Nach oben, zum höheren Leben, zum Geistigen, zur Gottheit, zum Unsichtbaren; nach unten, zur Welt, zum Sichtbaren, Sinnlichen. Die erstere, die Richtung nach oben, ist das Einzige, wodurch der Mensch sich von den Thieren unterscheidet. *)

*) *Pronaque cum spectent animalia caetera terram,*
Os homini sublime dedit, coelumque tueri
Jussit, et erectos ad sidera tollere vultus.
Ovid Metamorph. I.

Und so könnte der höchste Vorzug des Menschen, der Sinn für das Höhere, Unsichtbare schon während der Schwangerschaft durch eine ähnliche Richtung der Mutter genährt und gestärkt werden; So wie umgekehrt die Richtung zum Sinnlichen.

Die *Gemüthsart.*

Sie kann entweder sanft und mild, oder heftig und leidenschaftlich seyn. — Je mehr sich die Mutter dem einen oder dem andern während der Schwangerschaft hingiebt, desto mehr läfst sich erwarten, dafs auch die eine oder die andere Gemüthsart bei dem Kinde vorherrschend seyn werde.

Ebenso die *verschiedenen Neigungen* des Menschen.

Niemand wird leugnen, dafs der Mensch angeborne vorherrschende Neigungen haben kann, ja dafs jeder Mensch ein solches Grundprinzip hat. Der eine mehr zur List und Schlauheit, der andere zum Stehlen, der dritte zur Wollust, der vierte zum Zank und Streit u. s. w. Es zeigt sich diese verschiedene Anlage oft in der ersten Kindheit, und bei Geschwistern, die unter gleichen äufseren Verhältnissen aufwachsen. Eben so auch gute Neigungen. — Ist es nun nicht wahrscheinlich, dafs die während der Schwangerschaft in der Mutter vorherrschende Neigung auch hierauf einen grofsen Einflufs haben könne, ihrem Kinde eine solche zu geben? Ja ich habe bestimmte Beispiele gesehen, wo diefs unleugbar der Fall war. Und sollte nicht jede Mutter es sich hieraus zur Pflicht machen, die nachtheiligen möglichst zu unterdrücken und

Reinheit der Seele, Liebe und Güte, herrschen zu lassen?

Die *Seelenstimmung*, das *Temperament*.

Sie kann heiter oder traurig, froh oder ernst seyn, und es ist unleugbar, dafs es hierin zwei dem Menschen angeborne Anlagen, zwei gleichsam verschiedene Menschenarten, giebt, die schon von alten Zeiten her durch den Namen, sanguinisches und melancholisches Temperament, unterschieden wurden: Menschen, mit frohem Herzen, denen es Natur ist, alles leicht und heiter zu nehmen, und Menschen vom Gegentheil. Dafs diese Anlage in der ersten Conformation der Organisation und also während der Schwangerschaft begründet sey, und dafs folglich nach dem obigen die verschiedene Gemüthsstimmung der Mutter während derselben, einen sehr bedeutenden, ja vielleicht entscheidenden Einflufs haben könne, ja müsse, ist wohl keine Frage. Wir sehen Kinder, von derselben Mutter geboren, unter ganz gleichen Umständen aufgewachsen, dennoch vom Anfang an diese Verschiedenheit des Temperaments darstellen. Sollte nun nicht jede Mutter sich's angelegen seyn lassen, durch eigne Heiterkeit während derselben auch ihrem Kinde den grofsen Schatz eines frohen Herzens zu verschaffen?

Also *Seelenreinheit*, *Frömmigkeit*, *Sanftmuth*, *Heiterkeit*, würden die Seelenstimmungen seyn, deren sich eine Mutter während der Schwangerschaft am meisten zu befleifsigen hätte.

Das *sechste* endlich; *Schönheit* und *Regelmäfsigkeit* der *äufsern Form*, besonders des *Angesichts*.

Schon die Alten hatten die Gewohnheit, wie uns *Oppian* von den Spartanern erzahlt, ihren schwangern Weibern schöne Gemalde von *Nireus*, *Narcissus*, *Hyacynthus*, *Castor* und *Pollux*, zum beständigen Ansehen hinzustellen, damit sie schöne Kinder gebären. Sie glaubten also an diesen Einflufs der mütterlichen Phantasie auf die sich bildende Frucht, deren äufsere Bildung allerdings erst das Werk der Schwangerschaft ist. — Ebenso will man bemerkt haben, dafs in den katholischen Ländern, wo die frommen Weiber während der Schwangerschaft oft mit grofser Inbrunst vor den Madonnenbildern beten, die weibliche Nachkommenschaft etwas Madonnenartiges im Gesichte trage. — Sollte nun bei der unleugbar grofsen Kraft der Phantasie nicht in der That ein solcher Einflufs auf die äufsere Bildung des Kindes anzunehmen und es daher sehr gerathen seyn, die Augen und Einbildungskraft der Mutter während der Schwangerschaft mit schönen Formen zu erfüllen?

Diefs sey genug — Der einzige Zweck dieser Worte war, mehr Aufmerksamkeit auf diesen bis jetzt zu wenig beachteten Gegenstand, und mehr Vorsorge für den unsichtbaren Menschen, sein Leben und seine Ausbildung vor der Geburt, zu erregen. Habe ich diefs bewirkt, so ist mein Zweck erreicht.

FSC
www.fsc.org
MIX
Papier | Fördert
gute Waldnutzung
FSC® C083411

Zeitfracht Medien GmbH
Ferdinand-Jühlke-Straße 7
99095 Erfurt, Deutschland
produktsicherheit@kolibri360.de